AF240144

NOTICE

SUR

LES CAUSES DU DISCRÉDIT

DES

EAUX THERMALES

DE

BAGNÈRES-DE-BIGORRE;

PAR P. ARTIGALA,

ARCHITECTE DU DÉPARTEMENT DES HAUTES-PYRÉNÉES.

Juillet 1845.

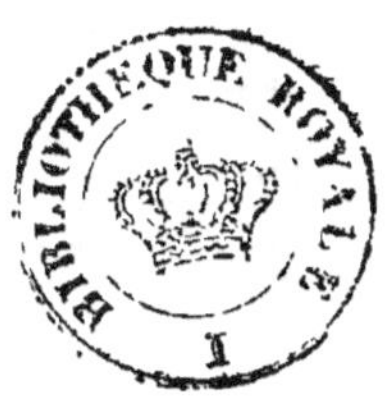

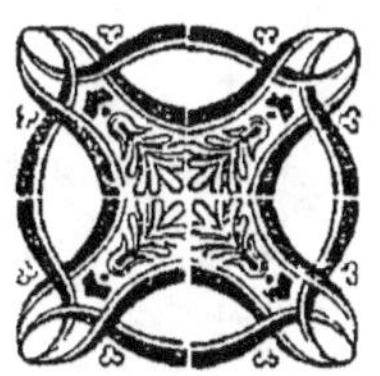

TARBES :

J.-A. FOUGA, Imprimeur de la Préfecture.

NOTICE

SUR

LES CAUSES DU DISCRÉDIT

DES

EAUX THERMALES

DE

BAGNÈRES-DE-BIGORRE.

Quelques ruines successivement déblayées et une renommée ancienne attestent que les eaux de Bagnères-de-Bigorre furent autrefois en grand renom et fort recherchées. Est-il à croire que leur nature ait changé, que leur puissance ait été tellement modifiée qu'elles soient désormais inapplicables aux affections morbides qui y attiraient de tous les points de l'Europe? Certainement non. Les analyses anciennes et actuelles comparées le démontrent. D'où vient donc cette sorte de dédain avec lequel on en parle? Pourquoi la foi publique s'est-elle retirée d'elles? D'où vient qu'on ne compte presque plus sur leur efficacité? Je le dis sans arrière-pensée : c'est de la mauvaise disposition des édifices dans lesquels on en fait usage de nos jours. C'est, en effet, au faux esprit qui a dirigé les constructions modernes, à la complète négligence apportée à l'emménagement des eaux; en un mot, c'est à l'anéantissement presque absolu de leurs propriétés curatives, que l'on doit et leur discrédit et leur abandon.

Ce n'est pas d'aujourd'hui seulement que j'émets ces vérités générales. Je les exprimai et je les développai dans une occasion déjà reculée. Alors, il s'agissait de déplacer pour la deuxième fois, les douches du grand établissement, et de les transférer, à double frais, dans la localité qu'elles occupent. Je démontrai que pour que cette œuvre fut utile, il y avait des convenances rigoureuses à observer, sans quoi les bains et les douches demeureraient inertes sur les baigneurs; je fournis des détails et des théories, les exemples abondaient; mais l'homme considérable de la ville qui m'écoutait, dédaigna mes dires et observations, et je n'en eus d'autre réponse que celle-ci : « *Je vois, M. Josse, que vous êtes orfèvre*; » ridicule bon mot par lequel il insultait, à la fois, et à ma profession et au désir profondément désintéressé de voir restituer à ma ville natale une réputation qu'elle n'eut jamais dû perdre. Et cependant, avais-je raison, au sujet des douches? Pour réponse, qu'il me suffise de citer la page 69 du livre de M. Lemonnier, inspecteur adjoint des eaux, livre publié, depuis, sous le patronage même de l'administration municipale. On y lit : *Qu'il n'y a point de possibilité de prendre ni douches ni bains de vapeurs.* Cependant, dans les vieux établissements de la Reine et de Roc-de-Lannes, tout imparfaits et dégradés qu'ils étaient, les douches et les bains de vapeur étaient faciles et tout-puissants, les malades y abondaient même en hiver..... Ils trouvaient le moyen d'y guérir des affections chroniques ou

aigües et, presque toujours, d'y redresser un corps per-
clus par la douleur.... Que de béquilles clouées alors
aux portes des établissements ! A quoi donc , si ce n'est
à la disposition fautive du nouvel édifice, attribuer aujourd'hui le délaissement de ces mêmes eaux et la dis-
parition de leurs merveilles ?

Au reste, ce n'est pas le vain désir de paraître
qui me porte à livrer cette notice à la publicité. Je ne
me flatte pas même de produire des choses nouvelles
sur la matière. Mais, me plaçant au-dessus de toute va-
nité, comme au-dessus de toute méchante critique, j'ai
à cœur de tâcher d'être utile ; et, pour cela, j'ai voulu
remettre en fraîcheur, dans la réflexion des hommes in-
téressés et de bonne foi, les enseignements qui nous
furent transmis et qui sont complètement oubliés. En
effet, la thérapeutique des eaux thermales de Bagnères
fut dès long-temps l'objet des études des hommes de
l'art les plus distingués qui en décrivirent et précisè-
rent les effets, qui enseignèrent le judicieux emploi
qu'on en devait faire. Or, les analyses furent des guides
sûrs tant que les édifices dans lesquels on administrait
les eaux en bains et en douches demeurèrent dans l'état
où ils étaient à l'époque des expérimentations ; mais à
mesure qu'on en a changé la forme ou les dispositions
intérieures, l'influence de la thermalité sur les baigneurs
s'est comme anéantie ; l'analyse médicale s'est trouvée
faussée, et les malades envoyés par les médecins étrangers, sur la foi des temps anciens, n'ont plus éprouvé
le soulagement qu'ils avaient espéré. De là cette méses-
timé qui va toujours croissant ; mésestime dont il serait

bien abusif de rechercher la cause dans la seule détractation intéressée de l'esprit de rivalité, car, malheureusement, les faits acquis et permanents ne la motivent
que trop.

Cependant tenez-vous à reconquérir votre réputation
ancienne ? Après tant de sacrifices pour parvenir au
mal, sachez vous imposer ceux qui doivent reproduire
le bien ; reconstruisez de manière à restituer aux eaux
leur efficacité et leur mérite, et tenez bien pour certain
que quelle que soit la nature des sources thermales,
salines, gazeuses ou sulfureuses, vous pouvez compter qu'insensiblement la bonne renommée reviendra
avec l'affluence des baigneurs et cette activité riante qui
faisait, autrefois, de Bagnères le plus délicieux séjour
du monde.

Ici, donc, je me propose d'établir, simplement par les
faits, par voie de comparaison et d'analogie, que l'effet
thérapeutique des eaux minérales thermales change,
s'altère, s'amoindrit et même peut se détruire, par
suite de dispositions mal combinées et contraires, dans
la construction des édifices et dans l'emménagement des
eaux, des bains et des douches.

Les exemples que je citerai pour justifier mon assertion seront pris d'abord dans ce département, et ensuite
dans les établissements thermaux qui sont le plus vantés. Je commence par

BARÈGES.

La réputation des eaux de Barèges est des mieux établie. C'est Théophile Bordeu, considéré comme le créateur de la science des eaux minérales, qui a le mieux analysé les effets thérapeutiques des eaux. À l'époque où vivait ce célèbre médecin, l'établissement thermal de Barèges était formé de

    1 baignoire à la source dite d'entrée ;
    1 baignoire à la source dite du fond ;
    2 baignoires à la source dite de Polard ;
    1 baignoire à la source de la grotte ou chapelle.

Total 5 baignoires ;
    2 douches, dont une du grand tambour ou Bain-Royal ;
    1 petite douche servant de buvette.

Les piscines et les bains dits du Gency ont été établis depuis lors.

J'ai eu l'avantage de posséder le plan des bains de Polard indiquant la forme qu'ils avaient à cette époque. Cette forme était celle d'une étuve dans laquelle l'air de l'intérieur se maintenait à une température élevée par son contact avec la baignoire et le mur-dossier ; de sorte que la vapeur, qui se développe dans tous les bains thermaux, avait ainsi une température presque égale à celle de l'eau, et était conséquemment le mieux appropriée pour être aspirée par les baigneurs. Dans ces bains ou étuves, les baigneurs étaient immergés dans l'eau, et, en même temps, dans une atmosphère composée d'éléments comme elle, à une température élevée, uniforme, et non susceptible d'être modifiée par les impressions de l'air extérieur dont les changements sont si brusques dans la localité.

Depuis l'année 1817 jusques en 1830, la presque totalité de l'édifice des bains de Barèges a été reconstruite. Il n'en faut, en effet, excepter que la partie centrale et les piscines. La direction des travaux me fut confiée en 1825, (ils étaient alors très-avancés), *d'après des plans qui ne m'appartiennent pas.*

J'ai déjà dit que Théophile Bordeu avait parfaitement décrit les effets thérapeutiques de ces eaux. Cet auteur va même jusqu'à comparer le *calorique* des eaux thermales à une sorte de vie qui anime toutes les parties, tous les corps de l'univers, etc. Avant lui, Aristote, en parlant des sources minérales thermales, avait également observé que ces sources sont mêlées de vapeurs de différentes natures qui font leur principale vertu. Quoiqu'il en soit de ces opinions émises par deux autorités si respectables, une chose certaine qui se vérifie chaque année, c'est que les effets énergiques des eaux sur les baigneurs, décrits par Théophile Bordeu, c'est-à-dire, long-temps avant la construction des piscines, sont maintenant produits dans ces mêmes piscines *seulement ;* ils ne le sont plus, si ce n'est d'une manière bien affaiblie, dans la majeure partie des cabinets de bains particuliers. Or, l'eau qui fonctionne si utilement dans les piscines et qui semble sans action dans les bains réédifiés, n'est autre que celle qui, au préalable, a servi dans ces mêmes bains ; donc c'est une première preuve de mon assertion.

J'ai tâché d'expliquer cette espèce d'anomalie dans un rapport que je remis à l'administration, le 19 avril 1834 ; ce rapport est divisé en trois parties, la première rappelle, d'une manière sommaire, la date et la nature des travaux exécutés à Barèges, à diverses époques, pour amener le bâtiment à son état actuel. La seconde donne les motifs de la nécessité de démolir les deux pavillons des officiers pour l'utilité des bains. Enfin, la troisième signale, d'un côté, les inconvénients de toute sorte que présente la disposition actuelle des bâtiments; et, d'autre part, elle fait ressortir les avantages qui résulteraient de la démolition projetée; elle démontre, en outre, que pour approprier l'édifice aux usages et à l'influence si puissante des sources de Barèges, une reconstruction générale serait indispensable et très-urgente. Cette proposition fut prise en considération par la vallée, propriétaire des sources; mais des incidents divers qui sont survenus en ont empêché l'exécution jusqu'à ce jour. Ces difficultés ne paraissent pas encore près de finir.

Je passe aux bains de St-Sauveur.

BAINS DE SAINT-SAUVEUR.

L'analyse thérapeutique publiée en son temps et qui a fait la réputation des bains de St-Sauveur, a décrit les effets particuliers produits sur les baigneurs par chacun des cinq bains suivants :

Bains de Bézegua;

Bains de la Châtaigneraie;

Bains du Milieu;

Bains de la Terrasse;

Et bains de la Chapelle.

Ces bains alimentés par une source unique, ne différaient que par le plus ou moins de calorique que l'eau retenait, suivant son éloignement du griffon d'émergence. Néanmoins, cette différence de température dans les cabinets successifs, produisait sur les baigneurs des effets très-distincts que l'expérience médicale avait appréciés.

Le bain de Bézegua avait la forme d'une étuve éclairée par la partie supérieure de la voûte ; il était, de plus, sous l'influence de la thermalité d'un réservoir d'eau adjacent. Les bains de la Châtaigneraie et du Milieu étaient également voûtés, et la chaleur de l'eau y était encore assez bien concentrée.

La disposition sommaire que je viens de décrire m'était connue, lorsqu'en 1829 je fus chargé de faire reconstruire cet établissement. A l'époque dont je parle, ayant déjà eu occasion, durant quatre années de suivre les travaux de Barèges, j'avais connaissance de l'influence qu'exerçait sur les baigneurs la thermalité plus ou moins modifiée de l'eau. Je me proposai, en conséquence, et vu que les bains avaient une réputation acquise, de maintenir la graduation existante alors sous les noms des cinq bains déjà désignés, de Bézegua, de la Châtaigneraie, du Milieu, de la Terrasse et de la Chapelle. L'établissement s'est trouvé complètement reconstruit en 1832, et, depuis cette époque, il fonctionne au gré des baigneurs qui retrouvent les bains au degré de chaleur qu'ils avaient accoutumés.

Je dois faire observer ici qu'en reconstruisant l'établissement dont il s'agit, je n'ai point amélioré les dispositions des cabinets pour faire produire aux eaux les effets énergiques dont elles sont susceptibles sur les baigneurs; je me suis appliqué, au contraire, à conserver le mode d'action que ces eaux possédaient déjà, pensant qu'il serait toujours possible, sans de grands frais, d'augmenter leur degré d'énergie, selon que cela pourrait être désiré. J'estime, en conséquence, que si, voulant fonder un établissement thermal, on cherchait à imiter les dispositions que j'ai adoptées dans cette localité, on aurait de la sorte de graves mécomptes.

Je me résume encore et je dis que la même source thermale produit des effets bien différents sur les baigneurs, par la seule différence de sa thermalité au moment de son emploi. La température doit essentiellement être la plus permanente possible, jamais intermittente. Passons à un autre établissement.

CAUTERETS (1).

Le projet de construction d'un établissement thermal aux sources de César et des Espagnols, à Cauterets, à une distance de 250 mètres du lieu où les eaux sourdent, ayant donné lieu à rechercher si les eaux conservent leurs qualités curatives lorsqu'elles sont transférées à une aussi grande distance, il a été fait les deux essais suivants :

D'abord, il a été construit une baraque dans laquelle on a placé trois cabinets de bains et une douche précédés d'un vestibule. Ces cabinets ne recevaient d'autre chaleur que celle qui se dégageait des baignoires; ils

---

(1) Il n'est point question, dans cet opuscule, du grand établissement de Cautérets.

étaient ainsi sous l'influence de la température atmosphérique, c'est-à-dire, que leur intérieur était de peu de
degrés plus élevé que l'air extérieur. Or, il est arrivé
que ces cabinets ont fonctionné au gré des baigneurs
tant qu'ont régné les belles journées d'été ; mais lorsque le temps a été pluvieux ou froid, les baigneurs s'y
sont trouvés tellement incommodés qu'ils ont dû déser-
ter l'établissement.

Le deuxième essai a été fait, l'année d'après, dans
la même baraque ; elle a été allongée, mais les cabinets
de bains et de douches, portés au nombre de huit, ont
été disposés *sous forme d'étuves*, avec des réservoirs
cachés d'eau thermale destinés à entretenir la température de leur intérieur à un degré élevé. Cette disposition a réussi : La foule des baigneurs s'est portée, en
effet, dans cet établissement, quel temps qu'il fît, et
constamment ils se sont trouvés satisfaits de l'usage des
eaux. Cette baraque, demeurée plusieurs années en
expérimentation, a fini par produire jusques à un re-
revenu de 6,500 fr. par an, ce qui est un des meilleurs
indices de l'appréciation que le public en a fait.

Les deux expériences que je viens de citer prouvent
donc, comme les précédentes, que la forme et la disposition des cabinets de bains et de douche n'est nullement
indifférente pour que les eaux soient efficientes sur les
baigneurs. Maintenant j'arrive aux établissements thermaux situés hors de ce département.

NÉRIS (Allier).

Celui de Néris, suivant le dire des personnes qui

n'ont pas fait une étude spéciale des établissements de bains , serait des plus beaux comme monument d'architecture moderne. Pour le construire , il a été fait des fouilles considérables qui ont mis à nu l'établissement antique fondé par les Romains et qui occupait une étendue de 100 mètres de longueur sur 80 mètres de largeur. Toute cette surface était occupée par des piscines, des étuves, des salles d'attente et des portiques. Les piscines étaient disposées les unes à la suite des autres, dans l'objet vraisemblable de les tenir à des degrés différents de température. Les étuves avaient, sous leur dallage ou sol , des réservoirs servant à contenir l'eau thermale , et de ces réservoirs il partait des tuyaux en briques destinés à réchauffer les parois à l'aide de la vapeur thermale. Ces constructions de thermes d'eau minérale Romains sont les plus considérables dont j'ai pu me procurer la connaissance ; elles font au mieux juger des précautions que l'on prenait pour mettre à profit la chaleur des eaux, et, surtout, de la vapeur qui s'en dégage , vapeur si salutaire lorsqu'elle est maintenue à une température constante et qu'elle est convenablement ménagée pour être absorbée par nos organes. Les fouilles dont il s'agit ont encore mis au jour nombre d'*ex-voto* et d'inscriptions en mémoire des effets salutaires obtenus de l'usage des eaux.

Le nouvel établissement thermal construit au-dessus de ces ruines romaines est formé par quatre corps de bâtiment, autour d'une cour intérieure dans laquelle sont quatre grands réservoirs d'eau minérale. Les cabinets de bain sont adossés aux murs des façades ; ils sont éclairés par des fenêtres donnant à l'extérieur et dégagés par des corridors intérieurs. Par cet arrangement, l'influence de la thermalité de l'eau des réservoirs n'a aucune communication avec les cabinets de bain ; ceux-ci reçoivent l'eau minérale thermale dans la baignoire seulement, et l'air de leur intérieur conséquemment suit la variation de température de l'air de l'extérieur.

On voit, d'après ce qui vient d'être exposé, qu'en faisant le nouvel établissement thermal de Néris, on n'a tenu aucun compte des dispositions conçues par les Romains, sous le rapport de l'emménagement de la thermalité des eaux. Je dois conclure de ce fait, comme des expériences déjà décrites, que ces bains ne doivent point être efficients. Cette conclusion se trouve en effet confirmée par M. Bourdon, membre de l'Académie royale de médecine et de la commission permanente des eaux minérales du royaume, qui dit, dans son guide aux eaux minérales, 2me édition, page 480, en parlant de Néris : « *C'est un de nos thermes* les plus voisins de » Paris, et d'où l'on revient comme on y est allé, ni » mieux ni pire. »

Preuve donc encore que la *bonne* disposition des édifices doit favoriser les effets thérapeutiques des eaux, et qu'une *mauvaise* peut leur faire perdre toute leur vertu.

MONT-D'OR.

En construisant l'établissement du Mont-d'Or, on a trouvé sur les lieux des restes de constructions romaines qui avaient une disposition assez semblable à celle que j'ai déjà décrite pour Néris. Au Mont-d'Or, aujourd'hui, la partie postérieure de l'établissement est sous l'influence de la thermalité des eaux. Plusieurs cabinets de bain sont immédiatement au-dessus du point où les eaux sourdent, et, tout à coté, sont de vastes réservoirs qui desservent la partie intermédiaire de l'établissement. Au-dessus de ces réservoirs sont les cabinets de douches, ce qui transforme ces cabinets en étuves d'une température élevée et constante, analogue à la température de l'eau qui y est contenue. Cet établissement est des mieux disposés sous le rapport de l'emménagement de la thermalité. Celle-ci y est modulée et rendue permanente dans chaque partie ; aussi les effets thérapeutiques des eaux, en bains et en douches, sont-ils bien étudiés, définis, appréciés, constatés, et, par cette raison, appliqués avec une certaine assurance de succès. Cet établissement thermal jouit à juste titre d'une renommée bien méritée.

AIX-EN-SAVOIE.

Les eaux d'Aix-en-Savoie ont aussi été connues des Romains : des restes de coptructions de thermes l'indiquent à n'en pas douter. On fait maintenant usage de ces eaux dans des piscines, et principalement en douches dont le nombre s'élève à 24.

Ces douches sont de construction moderne et leur auteur, le docteur Gimbernat, pénétré de l'utilité qu'on retire de la thermalité des eaux, a donné à leurs cabinets la forme d'étuves chauffées au moyen de courants d'eau thermale circulant sous le carrelage du sol, comme la flamme du combustible circulait dans les hypocaustes des Romains. De ces courants d'eau thermale s'élèvent, très-rapprochés entr'eux, des tuyaux de vapeur fixés contre les parois verticales de manière à chauffer dans tous les sens.

Les douches d'Aix-en-Savoie sont en grande réputation: c'est qu'elles sont d'une construction qui se rapproche le plus de la forme que les Romains donnaient à leurs étuves.

En Suisse et en Allemagne, dans les établissements thermaux les plus renommés, on a conservé l'usage des bains en commun dans de vastes piscines, ainsi qu'on le pratiquait dans l'antiquité. On passe des journées entières dans l'eau, et, pour sortir du bain, tout comme pour quitter ou reprendre ses vêtements, il existe des étuves latérales dont la température est à peu près aussi élevée que celle du bain.

Je n'étendrai pas davantage ici les preuves de mon assertion, et je passe à leur application aux bains de Bagnères.

BAINS DE BAGNÈRES.

Les établissements de bains sont nombreux dans cette ville; mais je crois pouvoir me borner à ne parler que de quelques-uns seulement pour faire comprendre que le fâcheux discrédit qui les a atteints pour la plupart, et dont j'ai fait mention au commencement de ma notice, n'est que trop légitime.

BAINS DE LA-GUTIÈRE.

Les bains de La-Gutière, reconstruits par M. de Lugo,
étaient situés, primitivement, sur les lieux même où
les eaux sourdent. Les cabinets étaient enfoncés dans
le sol, et leur intérieur conséquemment était tenu à une
température élevée en harmonie avec la température
des eaux. Or, ces deux températures doivent être dans
tout espèce de bains le plus égales possible. Et, ici,
cette circonstance était une cause efficiente des eaux et
qui avait facilité leur analyse médicale. M. de Lugo,
ayant complètement changé ces dispositions, a porté
les cabinets de bain et de douche loin des sources, et,
ainsi, ces cabinets, trop spacieux pour la plupart, se
sont trouvés exposés à toutes les variations de la température atmosphérique, ne recevant aucune thermalité
permanente soit du sol lui-même, soit de réservoirs
disposés pour y suppléer. Il est donc à croire, d'après
ces données, que l'analyse médicale de ces sources ne
se trouve plus aujourd'hui la même que celle d'autrefois. Bien plus, je dirai qu'une analyse de cette nature,
ne pouvant être faite qu'autant qu'il existe un degré
constant de thermalité dans l'intérieur des cabinets, la
fit-on aujourd'hui même avec soin, elle ne constituerait
qu'un problème indéterminé, susceptible de donner des
résultats tout opposés d'un jour à l'autre.

Ces bains néanmoins sont suivis, mais cela tient bien
plus à la saison où on les pratique qu'aux *besoins* des
étrangers qui fréquentent ces eaux; car la plupart y
sont attirés moins par *des raisons de* santé que par le

désir d'y trouver des distractions agréables. Si cet établissement, tel qu'il est disposé, était à Barèges ou à Cauterets, pas un malade n'en oserait tenter l'usage.

PETIT-BAIN.

J'ai vu, dans mon enfance, le Petit-Bain formé d'une salle unique qui, à certains égards, pouvait tenir lieu de piscine, dans laquelle les personnes qui ne répugnaient pas d'entrer, devaient trouver un bain d'eau et de vapeurs d'un effet puissant. Cet effet thérapeutique, bien constaté d'ailleurs, avait, à bon droit, donné à la source du Petit-Bain une grande réputation. Disons cependant que cette réputation dut s'altérer et prodigieusement s'amoindrir, dès le jour où l'on transféra ses eaux sur d'autres points. Les eaux du Petit-Bain existent donc toujours; mais oserait-on soutenir que l'usage qu'on en fait actuellement puisse d'aucune manière équivaloir à l'énergie du bain de vapeurs primitif?

BAIN DU FOULON.

Par la disposition donnée au grand établissement thermal, le bain du Foulon s'est trouvé placé dans le soubassement au-dessous du rez-de-chaussée; ce qui a *heureusement* fait que les cabinets qui en reçoivent les eaux, sont peu frappés par l'air extérieur, et sont, en outre, d'autant plus facilement maintenus à une température élevée et constante qu'il y a permanence dans l'écoulement des eaux. La vapeur, dans ces cabinets, se trouve ainsi constamment tenue à une température convenable pour être respirée et absorbée; aussi ces cabinets sont-ils sans cesse occupés par les baigneurs ; cela est dû tout autant à la qualité des eaux qu'à l'heureux hasard qui en a conservé la thermalité.

BAINS DE SALUT.

Les bains de Salut sont une des grandes ressources de Bagnères ; ils doivent principalement cette faveur à l'abondance de l'eau qui, d'une manière permanente, coule dans les baignoires. Elle est, en réduite, de 961 litres par heure pour chaque cuve. Cette quantité d'eau pallie en quelque sorte le défaut grave de cet établissement qui est d'être très-humide et conséquemment froid. En effet, l'absorption de la chaleur y est considérable, ainsi qu'on peut s'en convaincre par les expériences thermométriques rapportées dans l'opuscule publié par les soins de l'administration municipale, à l'occasion de la thèse de M. Charles Ganderax fils, docteur-médecin. Cet opuscule mentionne qu'il y a déperdition très-sensible de calorique.

En établissant des réserves d'eau, comme cela se pratique dans la généralité des bains thermaux, et comme j'en ai déjà rapporté des exemples, on pourrait dans ces sources tripler le nombre des cuves, et avoir dans l'intérieur des cabinets, non de l'humidité froide, mais bien une douce température aussi agréable que bienfaisante.

La localité de Salut se prête admirablement pour recevoir un vaste établissement thermal, et si celui qui existe était disposé avec une intelligence semblable à celle qui a présidé aux établissements du Mont-d'Or et d'Aix-en-Savoie, certainement il triplerait son revenu. Car tous les bains qui sont réellement bons sont toujours suivis, et ceux-ci le seraient alors par excellence.

De même, en faisant usage de réservoirs, on pourrait, dans la source du Foulon qui est la seule recherchée, placer quatre cuves. Alors, aussi, en baissant toute la construction à un niveau convenable, on obvierait à la déperdition que la source a éprouvé, c'est-à-dire qu'au lieu des 225 litres que chaque cuve jauge actuellement, d'après M. Ganderax fils, elle reprendrait les 295 qu'avait déterminé M. Ganderax père.

Pour comparer ces propositions avec des dispositions analogues qui existent ailleurs, je puis citer :

1° Les bains de la Raillère, à Cauterets, qui sont bien recherchés des baigneurs et qui ont de grands réservoirs. Ceux-ci sont alimentés à raison d'un débit de 177 litres d'eau par heure pour chaque cuve ou baignoire ;

2° Aux bains du Bois, aussi à Cauterets, le débit d'alimentation étant de 288 litres ;

3° Aux bains de Bruzaud, du même lieu, le débit étant de 158 litres ;

4° Aux bains de St-Sauveur, le débit d'alimentation étant de 272 litres.

5° A Barèges, où il n'y a pas d'heure de chômage et où on baigne sans interruption, le débit des sources par heure et pour chaque baignoire étant de 302 litres ;

6° A Vichy, au grand établissement, le débit d'alimentation pour chaque baignoire étant de 104 litres, et à l'établissement de l'Hôpital, de 177 litres.

Ce que je viens de dire pour la source du Foulon aurait encore une application bien plus utile pour la source de Santé. On reproche à ces bains d'être trop frais; mais cette fraîcheur qui incommode tient plus au manque de chaleur dans l'air ambiant des cabinets qu'au défaut du calorique de l'eau. On doit observer qu'il y a beaucoup de baigneurs qui recherchent les bains de basse température, mais c'est lorsque la température de l'air ambiant est à peu près à l'unisson de celle de l'eau. Or, ces conditions de température pour l'intérieur des cabinets de bain peuvent être obtenues au moyen de réservoirs, en les disposant d'une manière convenable pour cela. En supposant ces réservoirs alimentés par un débit continu de 291 litres par heure pour une cuve, la première source de cet établissement, qui est la plus élevée en température, pourrait fournir au service de neuf baignoires.

BAINS DE LA REINE.

Désormais l'expérience a prouvé que la construction du grand établissement thermal, en vue d'y utiliser les eaux si précieuses de la source de la Reine, est une opération radicalement manquée. On ne saurait insister plus long-temps contre cette vérité reconnue et propagée par les malades qui accusent ces eaux, ainsi que bien d'autres, d'impuissance.

Les eaux de cette source dont on fait usage en boisson, bains d'immersion, douches ou affusions et bains de vapeurs, ne sauraient développer leurs énergiques effets thérapeutiques qu'au lieu même où elles sourdent.

C'est au lieu de leur émergence et non au bas du coteau que devrait être le bâtiment pour les exploiter. Cette source est si riche et si précieuse qu'à elle seule elle peut fournir aux besoins d'un vaste établissement deux fois plus grand que celui aujourd'hui en cours d'exécution aux Eaux-Chaudes. Quelle perte pour Bagnères et le pays qu'une source si précieuse et d'une réputation si méritée, ne soit plus fréquentée par les malades! c'est vraiment à déplorer.

Nul doute que Bagnères ne soit le lieu le plus riche en eaux minérales thermales, et, cependant, aujourd'hui, cette ville a moins de baignoires à offrir aux baigneurs que le bourg de Cauterets, même en y comprenant celles qu'on ne fréquente guère. Vraiment Bagnères, qui devrait être en tête de tout ce qui est établissements thermaux, ne sera plus qu'à un rang inférieur si elle ne s'empresse de suivre l'impulsion qui se manifeste partout ailleurs.

Au Mont-d'Or, dont j'ai déjà parlé, l'établissement thermal est alimenté par le produit de six sources qui donnent ensemble, et par 24 heures, 355 mètres cubes d'eau. La source la plus élevée en température indique 45° 50 du thermomètre centigrade, et la moins élevée 42°. La source de la Reine donne 286 mètres cubes, aussi en 24 heures, et sa chaleur est de 46° 50; elle a donc un degré de plus de chaleur, et la différence du produit n'est que de 89 mètres cubes, environ 1/5. De sorte, que l'on pourrait avoir à Bagnères, et avec la seule source de la Reine, presque l'égal de tous les avantages que l'on apprécie tant au Mont-d'Or, en étu-

ves , bains de vapeurs, douches ou affusions et bains
d'immersion.

Je dis donc que le grand établissement de Bagnères
a réduit à un état à peu près sans valeur les sources de
la Reine, de Roc-de-Lannes et de St-Roch ; si riches et
si précieuses en elles-mêmes, si recherchées dans leur
primitif emménagement. Cependant ces sources ne peuvent avoir rien perdu de leur valeur intrinsèque. De
quoi s'agirait-il donc ? De rebâtir ; et, pour cela, quelle
masse de matériaux approvisionnés sur les lieux même
de l'émergence des eaux ! Oui, rebâtir ! et qu'importe-
raient les nouvelles dépenses, puisqu'on restituerait
aux sources leur haute réputation d'efficacité, et, qu'en
dégageant le sol de la construction actuelle, on aurait
en outre l'avantage de ressaisir les piscines romaines
qui y sont enfouies ; d'utiliser, dans toute leur exten-
sion, les sources du Foulon et des Yeux ; de même que
la belle source qui avait son émergence dans l'une des
piscines, et qui fut étouffée ?

Au reste, lors de la construction de l'édifice actuel,
j'allais souvent visiter les travaux, persuadé, comme
tous les habitants de la ville, que l'ingénieur instruit
qui en avait été chargé ne pouvait point se tromper.
Chacun savait d'ailleurs qu'un programme avait été arrêté par une commission spéciale, et que le plan adopté
remplissait scrupuleusement toutes les conditions de ce
programme ; mais, à cette époque, rien encore ne
m'avait sollicité à faire une étude spéciale des eaux minérales et des moyens de les rendre curatives ; j'étais
donc sans idée sur leur utilité et sur leur importance.

Cependant, investi plus tard de fonctions dont la nature même m'imposait le devoir de diriger des établissements thermaux, j'eus hâte de m'entourer de tout ce qui devait m'éclairer, et c'est ainsi que je portai essentiellement mes regards sur les restes de ces thermes antiques dont la pratique, même la moins précautionnée, redisait partout les merveilles. Au reste, un heureux hasard qui tient aux premières études de ma jeunesse, m'aida singulièrement à ne point laisser égarer ma pensée : je me rappelai, en effet, certaines notions admirablement bien conçues, précisément au sujet des eaux de la Reine, par M. l'ingénieur en chef Moisset auprès duquel j'avais occupé l'emploi de dessinateur, et qui souvent m'avait parlé d'un projet de bains qu'il avait médité avec M. le docteur Dumoret, ancien sous-préfet, lui-même en réputation d'aimer et de cultiver l'architecture. Or, voici, suivant mes souvenirs, quel était ce projet : sa forme eût été circulaire ; les cabinets de bains et de douches étaient disposés autour d'une salle ronde qui occupait le centre ; toute la construction était voûtée et la salle devait former de la sorte une espèce de *vaporarium*. Les moyens de réfrigération pour les bains tempérés résultaient de l'emploi de serpentins dont j'ai trouvé depuis la description consignée dans le mémoire sur les eaux minérales et les établissements thermaux des Pyrénées, par l'ingénieur Lomet, page 87, publié par ordre du comité de salut public, en l'an III, (1794). Je dois ajouter encore que M. Moisset est l'auteur des piscines de Barèges et le coopérateur dudit mémoire. Il est regrettable que le projet dont je parle n'ait pas reçu en son temps son exécution, et n'ait pas été connu des personnes qui se sont occupées depuis de l'administration de la ville, car il est à croire qu'on n'aurait point édifié des constructions loin de l'émergence des sources, au moins pour celle de la Reine, comme on l'a fait.

Au demeurant, la ville de Bagnères-de-Bigorre n'est pas la seule localité thermale où il se soit fait des édifices thermaux dont les résultats aient été peu satisfaisants. J'ai déjà cité, à cet égard, l'établissement de Barèges, et je vais terminer cette notice par quelques mots sur Bagnères-de-Luchon.

BAGNÈRES-DE-LUCHON.

La ville de Bagnères-de-Luchon, en faisant reconstruire son établissement thermal, il y a environ une quarantaine d'années, trouva à peu de profondeur, en creusant les fondements, les restes d'un monument thermal bâti par les Romains, plusieurs autels votifs, des fragments de colonnes, et trois piscines dont l'une était encore assez bien conservée. La distribution du plan qui était adopté ne permit point d'avoir égard à ces restes antiques de constructions, et l'édifice fut élevé tel qu'il est aujourd'hui.

Cet établissement étant reconnu n'être point en rapport ni avec le nombre d'étrangers qui s'y rendent, ni avec les améliorations généralement introduites dans les établissements de cette nature, M. le Préfet de la Haute-Garonne, par arrêté du 27 septembre 1837, forma une commission, pour, d'abord, continuer les travaux de recherche et d'emménagement des eaux thermales , confiés déjà à M. François, ingénieur des mines, et, en second lieu, pour arrêter le programme détaillé des conditions qu'un projet de reconstruction devrait remplir sous le rapport médical. Je fus adjoint à cette commission comme architecte , ayant déjà eu l'occasion de faire exécuter des travaux de la même nature, afin d'y apporter le fruit de l'expérience que j'aurai pu acquérir.

Tout ce que j'ai résumé dans la présente notice touchant la question dont il s'agit ici, fut développé dans le sein de cette commission, et dans cet objet je fis les feuilles de dessin nécessaires ; car on conviendra qu'une description ne saurait donner une idée aussi complète qu'un dessin, de la forme d'un cabinet de bain ou de douche, de baignoires, du réservoir qui doit contenir l'eau, de la position relative que ces objets doivent avoir entre eux, pour que le calorique naturel de l'eau soit mis à profit, et que ces cabinets soient salubres, commodes et susceptibles de favoriser les effets connus que ces eaux produisent sur les malades.

Ces premiers dessins, qui résumaient toutes les idées de perfectionnement qui m'ont été suggérées par l'étude et l'expérience, furent mis sous les yeux de la commission, en octobre 1837. Je fus ainsi mis à même de projeter une reconstruction complète de l'établissement, modifiant mes idées au gré des conditions arrêtées par la commission , et suivant le volume et la chaleur des eaux à mesure que les fouilles et leur captation les faisaient connaître.

Je me trouvai de la sorte en position de présenter tous les dessins d'ensemble et de détail, lorsqu'en janvier 1839, la commune me chargea d'un projet général. En effet, mes plans, suivis d'un devis sommaire portant la dépense de 550 à 580,000 fr., lui furent présentés le 12 juillet suivant.

Ce plan comprenait dans sa distribution :

72 cabinets de bains ;

12 cabinets de douches ;

2 buvettes ;

1 bain de vapeur à trois places ;

2 piscines, dont une pour chaque sexe ;

2 chauffoirs pour le linge ;

2 salles pour laboratoire de chimie et pour dépôt d'histoire naturelle ;

1 piscine pour les pauvres, accompagnée de baignoires dans lesquelles on pourrait prendre des douches ;

Enfin, des latrines publiques renfermant cinq lunettes.

Les dispositions de ce plan étaient combinées pour que la température de l'air, dans l'intérieur des cabinets de bain et de douche, fut constamment égale à peu près à celle de l'eau. Cette condition, qui passe inaperçue communément, est néanmoins de rigueur pour obtenir avec quelque certitude de succès les effets thérapeutiques recherchés par les baigneurs. Ces dispositions étaient prises encore pour que cet air intérieur fut renouvelé constamment et tenu sain, et, qu'en aucun cas, ces cabinets ne pussent contracter aucune odeur incommode résultant de leur fréquentation même.

Chaque cabinet de douche y est précédé d'un vestibule avec lit de repos, et possède une baignoire pour y prendre des bains, suivant les prescriptions, de même qu'un siége à l'anglaise. Il est remarquable que, dans la plupart des établissements thermaux, le manque de ces siéges est une cause de malpropreté des plus désagréables.

Les deux piscines étaient aussi précédées de vestibules et munies de siéges à l'anglaise.

Enfin, ce plan était disposé de manière à pouvoir être exécuté par parties, sans nuire au service des bains durant la saison de l'année la plus favorable à leur usage. Ces parties pouvaient aussi être mises en service au fur et à mesure de leur confection, afin d'avoir tout le temps nécessaire pour compléter l'ensemble de l'édifice.

Ce projet ainsi étudié fut soumis à la commission et au conseil municipal de Luchon dans la dernière réunion qui eût lieu en novembre 1839. Il me fut dit alors de ne pas le continuer et d'attendre un nouvel avis avant de l'achever; et c'est de la sorte que mon travail, après avoir reçu un accueil tout flatteur, m'est néanmoins demeuré en porte-feuille.

Depuis, le journal *le Siècle*, dans ses feuilles du 2, 3 et 4 janvier 1844, a annoncé l'adjudication des ouvrages à exécuter pour la reconstruction de l'établissement thermal de Luchon, sur un nouveau plan dont le devis porte la dépense totale à la somme de 439,294^f 35^c; cette feuille dit en même temps que ce nouveau plan est en harmonie avec les prescriptions de la science, les progrès de la thérapeutique et les exigences du luxe, et qu'il sera porté au niveau de ce que l'Allemagne, si renommée sous ce rapport, offre de plus parfait.

Si l'exécution de ce dernier plan répond effectivement à tous ces avantages, il pourra se faire que, comme étude d'art, je terminerai mon travail sur Luchon demeuré inachevé comme je l'ai dit, dans l'objet d'en faire un parallèle; car je présume que les formes sont nécessairement différentes des miennes, et alors, je pourrai donner à la présente notice un plus grand développement.

Au demeurant, dans l'état où plusieurs des bains de Bagnères-de-Bigorre sont maintenant établis, il est constant que ces bains ne sont point dans des conditions propres à servir de moyens de médication. De là vient nécessairement que les étrangers, ignorant ces causes, accusent les eaux d'impuissance et les discréditent avec quelque fondement, tandis qu'il dépend de l'administration locale de remédier au mal et de changer en éloges des détractions funestes.